AF500549

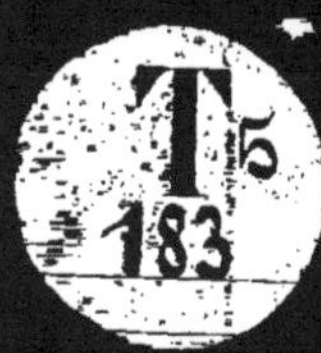
T5
183

DISCOURS

SUR

L'ORGANICISME, LE VITALISME ET LE PSYCHISME

PRONONCÉS

A L'ACADÉMIE IMPÉRIALE DE MÉDECINE A L'OCCASION D'UNE DISCUSSION

SUR L'ACTION DU PERCHLORURE DE FER DANS LES HÉMORRHAGIES

SUIVIS D'ALLOCUTIONS

FAITES SUR LA TOMBE DE M. DUMÉRIL

ET SUR CELLE DE M. FOUQUIER

ET DE FRAGMENTS POÉTIQUES

SUR LE MATÉRIALISME ET LE SPIRITUALISME

SUR L'AME OU PSYCHATOME ET SUR L'AVENIR DE L'HUMANITÉ

PAR M. P. A. PIORRY

Professeur de clinique à la Faculté de médecine de Paris

PARIS

J.-B. BAILLIÈRE ET FILS

LIBRAIRES DE L'ACADÉMIE IMPÉRIALE DE MÉDECINE

RUE HAUTEFEUILLE, 19.

1860

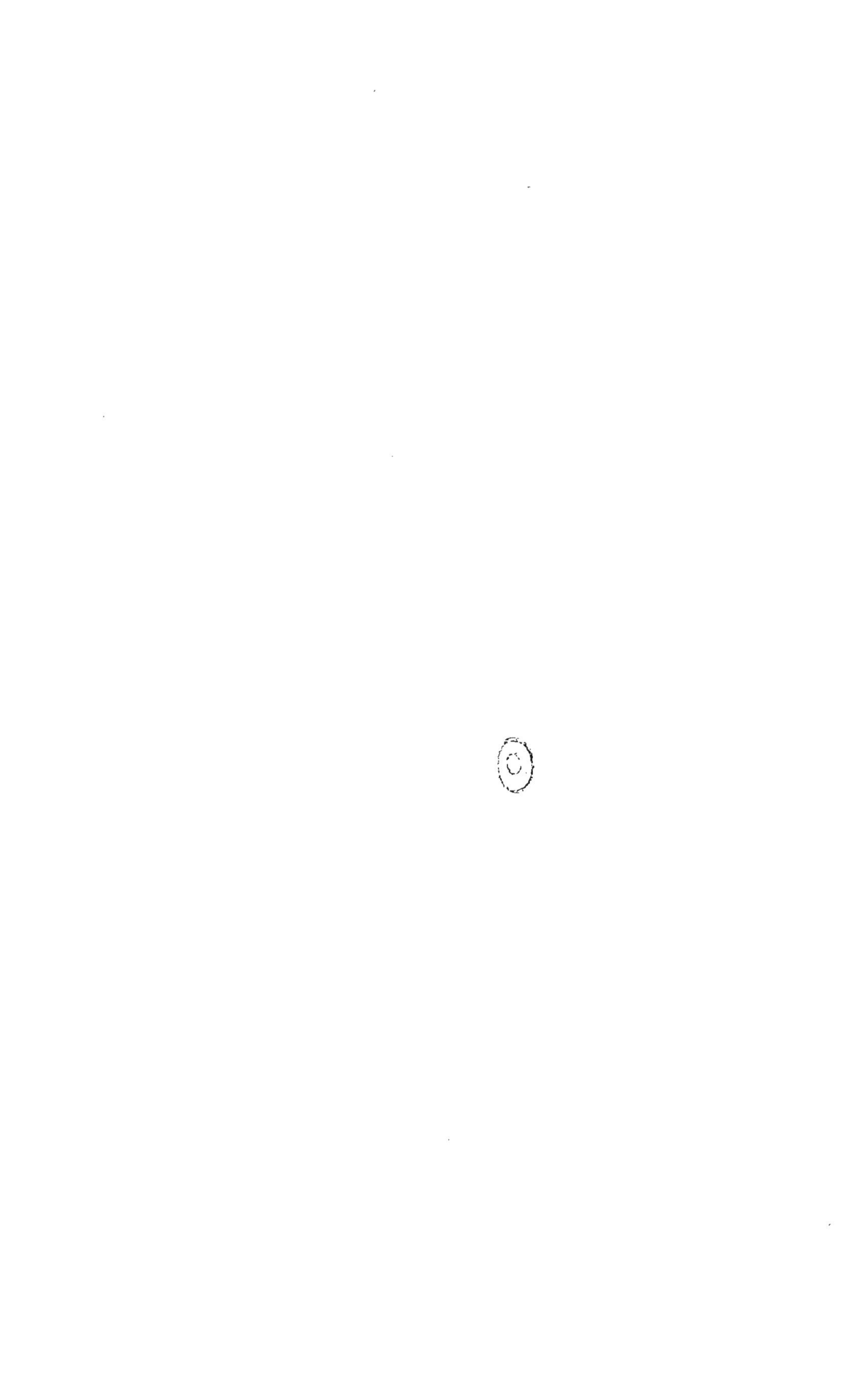

AVANT-PROPOS.

Les sciences médicales ont fait d'immenses progrès. Il faudrait nier l'évidence pour les mettre en doute. Ces progrès sont dus aux sages applications que l'on a faites des sciences physiques et naturelles à la pathologie, à l'art de reconnaître, de préciser et quelquefois de mesurer les lésions anatomiques et les altérations des liquides.

Dans une récente discussion académique, des voix se sont encore élevées pour défendre l'empirisme et la routine, l'auteur de cet opuscule n'a pas pu laisser passer sans une réponse des argumentations aussi étranges.

Cette réponse insérée dans le *Bulletin de l'Académie*, est contenue dans les pages qui vont suivre.

L'Académie, douloureusement émue par la perte qu'elle venait de faire du vénérable professeur Duméril, avait bien voulu confier à M. Piorry la triste, mais honorable mission d'exprimer sur la tombe de cet homme de bien, les sentiments qui l'animaient. L'allocution qui fut alors prononcée, ainsi qu'un discours sur le cercueil de l'excellent professeur Fouquier, trouvent leur place à la suite des discussions relatives au psychisme et au vitalisme. C'est principalement sur un tombeau que les idées consolatrices relatives à l'existence de l'âme touchent davantage le cœur et satisfont le plus la raison. De là quelques vers sur l'immortalité, extraits du poëme intitulé : *Dieu, l'Ame et la Nature*. Un tel sujet, les discussions qui viennent d'avoir lieu à l'Académie, conduisent l'auteur à expliquer nettement ce qu'il entend par le mot psychatome ; il l'avait exprimé dans un fragment de poésie qui est destiné à être ajouté à ses vers philosophiques ; il prie ses lecteurs de l'excuser d'avoir osé faire un assemblage de science sévère et de poésie sérieuse ; il espère même qu'on lui pardonnera d'ajouter à l'expression versifiée de ses pensées sur l'âme une prière à Dieu tout à fait logique avec ses convictions, et de terminer cette brochure par un tableau rapide de l'avenir qu'il croit être réservé à l'humanité.

Le genre de poésie dans lequel les idées précédentes sont exprimées, est peut-être celui qui convient le mieux au XIXe siècle, auquel on a déjà donné le nom de *siècle de la science*.

DISCOURS

SUR

L'ORGANICISME, LE VITALISME

ET LE PSYCHISME

(Séance du 24 juillet 1860.)

Messieurs,

Des faits assez nombreux ont été recueillis dans mon service il y a quelques années relativement à l'emploi du perchlorure de fer dans les hémorrhagies. Ce médicament a paru alors avoir de l'utilité. Il est vrai que j'avais fait administrer en même temps aux malades des sucs d'herbes, ainsi que j'ai l'habitude de le faire, et qu'il était peut-être difficile de faire la part exacte de l'effet de chacun de ces médicaments. Pourquoi, dira-t-on, n'avoir pas fait des expériences comparatives sur ces substances isolées? Je répondrai : Parce qu'il n'est pas permis à un médecin d'hôpital, à un professeur de clinique, de négliger un moyen de traitement dont il est sûr pour en essayer un douteux et dont l'action lui est inconnue. C'est là un de ces devoirs de conscience avec lesquels le médecin ne doit pas transiger. Toujours est-il que le perchlorure de fer était employé à cette époque dans mon service.

Mais ce n'est pas la seule réclamation de priorité que je serais en droit de faire entendre ici à l'occasion de cette discussion. Parmi les idées qui ont été émises sur la philosophie générale et sur la manière de concevoir les forces, il en est plus d'une empruntée à mon poëme sur *Dieu, l'âme et la nature* (1). Il en est une que j'ai formulée d'une manière très positive dans mes leçons. Les médecins qui se disent vitalistes ne cessent de citer l'attraction newtonienne comme un exemple à l'appui de leurs théories, ils disent que c'est sur le principe vital qu'il faut agir! Or, on ne peut pas modifier directement l'attraction, il faudrait pour cela exercer une action sur les corps qui en sont doués, en augmenter ou en diminuer la masse. Il suffit de lire le *Traité d'astronomie* d'Arago pour en avoir la preuve. De même il est impossible d'admettre qu'un médicament puisse agir directement sur la vie, et l'on ne peut concevoir son action autrement que portée sur les organes. Il est clair que ce n'est pas sur la sensibilité elle-même que porte cette action des substances médicamenteuses, mais bien sur les tissus doués de sensibilité.

Messieurs, j'ai peine à comprendre que M. Trousseau ait pu se complaire en quelque sorte à répéter le mot *chimiâtre*, qui n'est ni expressif ni euphonique, ni grec ni français, et qui a, de plus, le tort d'être parfaitement inutile, puisque l'on avait déjà dit : *iatro-chimiste*. Et si on venait lui parler de physiologiâtre, ne blesserait-on pas son oreille qui a tant de peine à supporter les mots les plus réguliers et de source hellénique que la nomenclature a consacrés ?

Pourquoi encore nous parle-t-on de la sédation de la circulation ? La circulation n'est-elle donc pas l'effet de l'action du cœur sous l'influence du système nerveux ? Le perchlorure de fer agirait-il donc sur le résultat de l'action cardiaque et

(1) J.-B. Baillière et fils, rue Hautefeuille, 19.

non sur le cœur lui-même? Disons donc que le cœur ralentit son action sous l'influence du perchlorure de fer. Le mot sédation sonne assez mal à l'oreille; il serait bon de laisser à la médecine dite de Raspail cette expression vague et indéterminée. Mais arrivons à des sujets plus graves que des questions de mots.

M. Trousseau est bien obligé d'admettre que le fer agit directement sur les organes et sur le sang, qui est aussi un organe, mais alors il faut qu'il convienne que l'action des médicaments ferrugineux est ou physique ou chimique, car il n'y en a pas d'autre possible. Que vient faire le vitalisme à ce sujet? Comment le fer agirait-il sur la vitalité des organes, sans modifier ces organes eux-mêmes? Ce n'est pas moi qui me chargerai de faire comprendre une pareille action.

M. Trousseau, en disant que l'on a confondu entre elles la chlorose et les diverses anémies, se trompait grandement. Les distinctions que notre collègue, par une incroyable distraction, a cru inventer, se trouvent tout au long dans le *Traité de médecine pratique*, seulement elles y sont désignées par des noms plus précis que ceux dont se sert M. Trousseau. Quant à la chlorose telle qu'elle nous est donnée par les auteurs, c'est une de ces maladies qui n'ont d'autre base qu'un examen incomplet des maladies. Un grand nombre de prétendus chlorotiques sont tout simplement des phthisiques. La diagnose de la chlorose est d'autant plus difficile, qu'elle n'est possible que lorsqu'on a constaté positivement l'absence de toute lésion anatomique. Il ne s'agit pas seulement, dans cette collection symptomatique, d'hypémie ou d'hydrémie; mais il s'y joint des phénomènes névropathiques variés liés à des souffrances des ovaires et à des névralgies consécutives. Pour que la diagnose de la chlorose fût complète, il faudrait que l'on eût dit quelle est la part exacte à faire à chacun de ces éléments.

Cela dit, mentionnons quelques-unes des actions thérapeutiques que l'on peut obtenir par les moyens ou purement hygiéniques ou uniquement chimiques, et suivons pour le faire l'ordre des divers appareils.

Contre le tartre dentaire et les enduits de la langue, qui jouent un si grand rôle dans la production de certains symptômes graves des fièvres typhoïdes, il suffit d'employer le jus de citron et la crème de tartre pour les enlever.

Contre les aphthes, la cautérisation légère avec le crayon d'azotate d'argent, en coagulant la couche mince d'albumine qui les recouvre, fait cesser la douleur, parce qu'elle les protége contre les frottements des parties voisines et surtout contre les dents inégales ou pointues. Je signalerai encore : l'action toute chimique des neutralisants dans les divers empoisonnements ; l'expulsion des gaz intestinaux par des moyens tout physiques ; les bons effets, dans le traitement de la colique de plomb, de la limonade azotique, qui dissout et élimine le principe toxique, tandis que la limonade sulfurique échoue, parce qu'elle fixe le plomb dans les tissus.

Contre les gastralgies par excès d'acide, y a-t-il rien de plus puissant que l'administration du bicarbonate de soude?

Pour les organes respiratoires, la chimie ne nous a-t-elle pas fait connaître l'histoire entière des asphyxies, et la thérapeutique des affections de poitrine n'a-t-elle pas gagné énormément depuis que l'on fait pénétrer des vapeurs médicamenteuses dans l'arbre aérifère ?

Comment savoir qu'il y a cholémie dans certains cas où la peau est à peine colorée en jaune ? On n'a qu'à prendre du sang ou de l'urine et à soumettre ces liqueurs aux réactifs chimiques. Alors le fait devient évident.

C'est encore la chimie qui permet de diagnostiquer la cirrhose du foie, par la coloration brunâtre que l'acide azotique donne aux urines. Comment établirait-on la thérapeutique dans des cas pareils si la diagnose chimique n'avait pas été faite?

Dans la goutte, j'aurais des masses d'observations à apporter qui prouvent que les alcalins à haute dose font merveille. Un de mes meilleurs élèves, M. Galtier-Boissière, qui vient de faire une excellente thèse sur la goutte, a parfaitement indiqué les traitements qui conviennent contre cette affection.

Les altérations du sang ne sont connues que grâce à la

chimie : sans elle on ne saurait pas que la couenne n'est que de la fibrine, et on la regarderait peut-être encore, avec Sarcone, comme la matière rhumatismale. Un grand nombre des maladies de l'appareil urinaire seraient incurables sans l'intervention de la chimie. M. Trousseau a encore avancé une énorme hérésie en déclarant que les alcalins ne sont pas utiles dans la gravelle. Le phosphate de chaux guérit chimiquement le mal de Pott, affection complexe que j'ai vue céder plus de quarante fois à ce médicament, aidé de l'iodure de potassium. C'est la chimie qui nous apprend à traiter les eschares par les substances conservatrices des matières animales (la créosote, l'alcool, le sel marin, etc.) à modifier les cavités anormales par des injections de teinture d'iode ou d'alcool, qui coagulent les sucs altérés.

C'est la chimie qui nous fait voir que l'on a peu réfléchi quand on a voulu remédier au moyen du charbon en poudre à la tympanite, que j'aime mieux nommer acrentérasie, parce que *tympanite* signifie inflammation du tambour, et non pas gaz dans l'intestin. Le charbon n'absorbe les gaz qu'à une basse température; or, à la température du corps il en faudrait des quantités énormes pour obtenir un effet appréciable.

Sans la chimie, que saurions-nous des eaux minérales, comment les emploierions-nous pour traiter nos malades? Sans elle, M. Trousseau enverrait-il des malades à Pougues? C'est elle qui nous permet de substituer aux eaux minérales des médicaments analogues à leurs principes minéralisateurs, et à augmenter leurs doses de manière à obtenir un effet plus énergique.

Voilà donc un grand nombre de faits qui sont du domaine de la chimie; c'est sur elle que la thérapeutique repose en grande partie.

Mais non-seulement, dans le discours auquel je réponds, on a touché à la chimie, mais encore à la physique, sa sœur. Et pourtant, c'est à la physique que la médecine doit une foule de ses plus belles conquêtes. Sans elle, point de percussion, point d'auscultation, point de laryngoscopie, point de micrographie. N'est-ce pas le microscope qui nous apprend à distinguer de l'hydrocèle les kystes spermatiques et qui fournit une foule de ressources précieuses au diagnostic ? L'œuvre du microscope n'est d'ailleurs pas terminée, et il pourra encore rendre des services inattendus à la thérapeutique. Sans la physique, aurions-nous des thermomètres, et sans thermomètres, que saurions-nous des faits relatifs à la chaleur animale? Sans elle les belles recherches de M. Gavarret, avec leurs résultats cliniques et thérapeutiques, n'existeraient pas. Sans les connaissances diagnostiques fondées sur les faits physiques, quelle thérapeutique pourrait-on faire?

Que dirai-je des applications de nos connaissances sur la pesanteur, au diagnostic et au traitement de la syncope et de l'apoplexie cérébrale, à la cessation ou des hémorrhagies, ou des hypostases pulmonaires, etc.? La compression, moyen thérapeutique si puissant, est-elle un fait physique? L'électricité, qui guérit les névralgies, etc., n'est-elle pas un agent physique? Les bains, dits adoucissants, agissent-ils autrement qu'en imbibant, en distendant la peau ? Le froid diminuera-t-il autrement que par ses propriétés physiques la dilatation des intestins par des gaz? N'est-ce pas la physique, le microscope, qui ont ruiné l'antique hypothèse du virus psorique, et substitué un traitement, qui guérit en quelques heures, à l'ancienne médication qui exigeait des semaines?

Il ne suffit pas à M. Trousseau d'incriminer la physique et la chimie. L'anatomie et la physiologie ont eu leur part de ses attaques. Et pourtant, sans elles, comment pourrions-nous reconnaître et traiter les maladies du cœur, l'asthme, les névralgies?

Un malade se présente à nous avec un œdème des paupières contre lequel on avait employé en vain je ne sais combien de remèdes. Savez-vous à quoi tenait cet œdème? A la compression qu'exerçait une lunette sur les veines du dos du nez.... En faisant cesser cette compression, l'hydropisie a disparu.

Il existe une magnifique moitié de la médecine, la chirurgie, dans laquelle les hypothèses vitalistes ne sont guère de mise. Celle-ci est expérimentale, et c'est l'anatomie et la physiologie qui dirigent le bistouri ou le caustique du chirurgien. De l'autre moitié de la médecine qui soulage ou guérit, les quatre cinquièmes n'ont d'autre base que les faits physiques et chimiques; c'est grâce à la physique et à la chimie que nous mesurons tout, que nous savons ce qui se passe dans l'intimité de l'organisme, et par conséquent que nous pouvons apprécier et diriger l'action des médicaments.

Sans doute, il y a des choses qui sont au-dessus de notre portée et que nous ne comprenons pas. Mais à quoi bon alors cacher son ignorance sous des notions obscures, mal définies et mal exprimées? Pourquoi faire des hypothèses sur la vitalité alors qu'elles sont parfaitement inutiles?

Quand on ne sait pas, savez-vous ce qu'il faut faire? Il faut savoir garder le silence!

(Séance du 31 juillet 1860.)

Messieurs, j'ai énuméré, dans la dernière séance, un certain nombre d'exemples de l'application des sciences physiques et chimiques, anatomiques et physiologiques, au diagnostic ou au traitement des maladies. Ces exemples, choisis entre mille, il me serait facile de les multiplier; je ne le ferai pas, afin de ne pas abuser des moments de l'Académie, et je me hâte, en m'appuyant sur cet ensemble de faits, d'aborder les questions générales à l'occasion desquelles ils ont été cités.

J'entends, sans cesse, dans ce débat, opposer l'organicisme au vitalisme, comme s'il s'agissait de deux doctrines contradictoires et inconciliables. Mais quelle est, au fond, la raison de cette contradiction? Essayons de la préciser en jetant un coup d'œil sur les sources du vitalisme, sur les tendances d'où il est né, sur ce qu'il a été et ce qu'il a fait, sur ce qu'il peut être et faire aujourd'hui.

L'origine, le point de départ du vitalisme, se trouve dans le penchant naturel de l'homme au mysticisme et à l'abstraction, dans ce besoin, qui paraît inné à l'esprit humain, de croire aux sortiléges, à quelque chose d'extraordinaire qui ne tombe pas dans le domaine de nos procédés intellectuels vulgaires, besoin commun au dernier des sauvages et aux hommes les plus distingués même de ce siècle éclairé.

Les sauvages ont leurs fétiches et leurs amulettes. L'antiquité, représentée par Homère dans l'*Odyssée*, croyait à la fréquentation des ombres et des mânes, et consacrait ces singulières et nuageuses idées dans les mystères d'Isis.

De même, l'école de Cnide se complaisait dans la contemplation de ce *quid divinum* dont on a fait un si étrange abus, et qui était, quoi qu'on en ait dit, peu du goût d'Hippocrate. Les ascendants d'Hippocrate étaient pourtant prêtres, et c'était dans les temples qu'on inscrivait les histoires des maladies qui lui ont servi à rédiger ses immortels ouvrages. Mais Hippocrate, ce génie sublime, s'était soustrait à la croyance dans les influences métaphysiques, croyance qu'il a combattue en plus d'une occasion.

Les chrétiens ont conservé, en l'exagérant, cette propension à croire aux miracles. Les neuvaines, l'invocation et l'intercession des saints, ont joué depuis la conversion de Constantin un rôle considérable dans la soi-disant curation des maladies.

L'*archée* de Van Helmont, l'*âme* de Sthal, la *nature* de Sydenham, l'*irritabilité* hallérienne, le *principe vital* de Barthez, les *propriétés vitales* de Bichat, le magnétisme, l'homœopathie, les esprits frappeurs, etc., ne sont que les manifestations successives, et toujours semblables, de ce même besoin du merveilleux.

L'irritabilité hallérienne était déjà un principe abstrait surajouté à l'activité exercée par les organes, en vertu de leur composition; c'est ce principe que Barthez a individualisé, en le rendant plus abstrait en quelque sorte, plus étranger à l'organisme.

Puis, Bichat a décomposé ce même principe, en imaginant les propriétés vitales, qu'il attribuait aux divers organes; pour Bichat, cependant, ces propriétés étaient encore à peine séparées des organes; c'est plus tard seulement qu'on a opéré complétement cette scission, en mettant des *forces* vitales à la place des propriétés vitales.

Le vitalisme né de cette abstraction successive et de plus en plus complète, qu'est-il donc aujourd'hui ?

Tout le monde est d'accord sur ces grandes vérités : que les phénomènes qui se passent dans les corps organisés sont sous la dépendance de la vie et sont accomplis par des organes également vivants; que si ces phénomènes se passent d'une telle façon, c'est parce que ces organes sont constitués de telle manière ; que si les solides de l'organisme sont vivants, les liquides le sont aussi : le sang est vivant, la fibrine est vivante. Enfin, les faits de guérison spontanée même ne sont que l'évolution des actes mêmes que suscite et nécessite la vie; ils s'accomplissent en vertu de la constitution matérielle de l'organisme, et il est impossible qu'ils s'accomplissent d'une autre manière.

Mais, si l'on est d'accord sur ces quelques principes généraux, on ne l'est pas de même pour tout le reste.

Les organiciens, les chimistes, les physiciens, n'expliquent pas certaines choses, il est vrai; ils n'expliquent même pas beaucoup de choses, parce qu'ils ne cherchent leurs explications que dans les propriétés de la matière, et qu'ils se résignent, hors de là, à laisser subsister une inconnue.

Mais les vitalistes, quoi qu'ils en disent, n'expliquent pas davantage cette inconnue; seulement ils abusent au delà de toute permission d'un mot qu'ils ne comprennent pas, et qu'ils mettent volontiers et impérieusement à la place de toute autre explication.

Le vitalisme organique, encore une fois, propre à la matière organisée, n'est contesté par personne; mais il se confond pour quelques-uns avec l'action nerveuse, et pour d'autres avec le résultat des dispositions moléculaires; quand la disposition change, la propriété, l'aptitude de l'organe modifié moléculairement change aussi. L'aptitude, artificiellement séparée de l'action des organes, reste cependant en rapport nécessaire avec les conditions anatomiques, et la vitalité, par conséquent, reste forcément la conséquence de la structure.

Pour d'autres encore, il existe hors de l'organisation un principe, un point de départ organisateur, primitif, sous l'influence duquel l'organisme s'est formé et qui a déterminé l'organisation; principe immatériel ou non, suivant le point de vue sous lequel on l'examine ; c'est l'âme pour moi. Mais cet *animisme*, bien différent de celui de Stahl, reste organicien au fond. Sans doute on peut agir sur ce principe, mais ce n'est qu'en s'adressant aux organes ou à l'intelligence elle-même ; hors de là l'âme est intangible.

D'autres enfin attachent l'idée de la vitalité à des abstractions, à la vie en dehors de l'organisme, à la force vitale ou aux forces vitales, au principe vital, etc. L'organisation, pour eux, n'est plus que secondaire, et, dominée qu'elle est par ces entités, c'est à peine si l'on doit s'en occuper. Ils croient que l'on peut, que l'on doit s'adresser à leurs abstractions elles-mêmes; précisément comme si l'on voulait agir sur l'attraction, sur l'élasticité, considérées en elles-mêmes, et non plus comme des modes particuliers des corps attirés ou élastiques.

De cette manière de voir découlent ces médications, toutes plus singulières les unes que les autres, dirigées contre le principe vital, les forces, les propriétés; de là, les toniques, les cigarettes de stramonium, la catégorie entière des calmants, l'emploi en grand de l'opium, du camphre, du musc, etc., en un mot, les médications qui répondent aux hypothèses de l'irritation, de l'inflammation, de la dérivation, etc.

Certes, ces médicaments agissent, on ne peut pas dire le contraire, mais c'est d'abord sur le système nerveux, et la modification qu'ils impriment à l'innervation ne peut être que secondaire. Il en est de même pour tous les médicaments ; leur action s'exerce sur les organes ou sur le sang, et non pas sur leurs manifestations.

La chimie ne nous a pas encore appris, j'en conviens, le véritable mode d'action des substances médicamenteuses, mais elle arrivera peut-être plus tard à en donner la théorie. Nous ne savons pas non plus comment les aliments réparent l'organisme. Il faut nous contenter de bien voir les phénomènes tels qu'ils sont, alors que nous ne pouvons les expliquer. Ceci vaudra toujours mieux que les interprétations nuageuses des vitalistes abstraits.

En somme, à quoi jusqu'ici ont servi les opinions dites vitalistes? Qu'ont-elles fait?

Cessez d'attribuer à ces opinions le mérite des choses, merveilleuses pour le temps, qu'a faites Hippocrate. On n'a pas compris Hippocrate, qui était de l'école de l'observation et non de celle dite vitaliste, à laquelle n'appartenaient pas Galien, Sarcone, Sauvages, Boerhaave, Van Swieten, etc.

On cite sans cesse Sydenham ; mais que reste-t-il de lui? Que nous ont donné les opinions vitalistes pour combattre efficacement les fièvres, les hémorrhagies, les névroses, toutes ces maladies d'ensemble comme on les appelle, et qui devraient être leur triomphe? Qu'ont-elles fait connaître contre le choléra? Rien.

Dans les lésions organiques, dans les affections encéphaliques, qu'ont-elles fait? Ont-elles servi à quelque chose pour le traitement de l'apoplexie, de l'épilepsie, de l'hystérie? Quels progrès ont-elles réalisés? N'ont-elles pas dit leur dernier mot avec Sydenham, qui attendait que le génie d'une épidémie fût à son déclin pour la juger et pour savoir comment la combattre; avec Sydenham, qui avouait que l'étude d'une épidémie antérieure ne servait à rien pour fixer le traitement de l'épidémie suivante?

Donc le bilan thérapeutique des vitalistes abstraits s'établit par un zéro!

Il y a longtemps, messieurs, qu'Ésope a dit que la langue était à la fois la meilleure et la pire des choses du monde. Gardons-nous avec soin de nous laisser séduire par elle et du mal qu'elle peut causer. Gardons-nous surtout de concessions bâtardes qui ne satisfont personne, et, sous le prétexte fallacieux d'une conciliation impossible, ne laissons pas entamer la vérité que nous avons mission de défendre. C'est dans l'organisation que sera toujours notre point de départ. Qu'importent d'ailleurs, pour le clinicien au lit des malades, les abstractions? Là elles tombent et doivent être oubliées.

Ecrivez dans vos livres ce que vous voudrez. Pour nous, nous ne cesserons d'être organicien et de chercher par tous les moyens dans les organes la raison des symptômes et les moyens de combattre les maladies. L'hypothèse du vitalisme abstrait n'a jamais fait faire un pas à la science; l'organicisme la fait avancer tous les jours. Le vitalisme a toujours été et sera toujours ennemi du progrès ; l'organicisme est et sera à jamais la base, la condition *sine qua non* de toute médecine rationnelle, de toute thérapeutique calculable et de tout progrès.

(Séance du 14 août 1860.)

Messieurs, le discours de M. Malgaigne, remarquable par sa forme académique et par la manière dont il a été exprimé; le danger qu'il y aurait à laisser passer sans réponse les assertions si bien exposées, que celles que l'on y trouve ne me permettent pas de garder le silence, ainsi que j'avais d'abord l'intention de le faire; l'Académie m'excusera, je l'espère, de prendre encore la parole alors qu'il s'agit de résoudre une question qui domine la pathologie et la thérapeutique tout entière, je veux dire celle qui a rapport aux doctrines dites vitalistes et organiques. Pour abréger, j'aborde et je vais suivre la brillante argumentation de mon éloquent collègue et ami M. le professeur Malgaigne.

La chirurgie, qui n'est autre chose que l'étude des maladies ou des lésions occupant les organes extérieurs, est appelée par l'honorable professeur au secours du vitalisme et de l'action médicatrice de la nature. Il faut tout le talent de notre collègue pour trouver, dans cette partie de la science, des arguments en faveur de ces systèmes des temps passés.

D'excellents travaux ont été faits sur les luxations et sur les hernies, c'est l'anatomie pathologique qui en a fourni les éléments. Ces belles recherches sont dues à M. Malgaigne, *qui a même fixé avec des crochets des fragments séparés de la rotule*. Ce n'est pas, il est vrai, le médecin qui colle entre eux les fragments des os fracturés ; ce sont là des phénomènes organiques qui ont lieu. Mais sans la thérapeutique chirurgicale il y aurait à la suite de ces fractures de déplorables déformations, des articulations accidentelles pareilles à celles que l'on voit sur les hommes ou sur les animaux, alors que de semblables lésions sont abandonnées à l'ensemble de phénomènes que l'on appelle la nature. Je suis persuadé que le chirurgien le plus vitaliste du monde ne confiera pas au principe vital la curation de la cataracte, celle des calculs vésicaux, des abcès phlegmoneux, des corps étrangers dans le larynx, des polypes du pharynx, des anévrysmes artériels, d'une hernie étranglée, d'une section d'artère, d'une pustule maligne, d'une tumeur cancéreuse, d'un accouchement dans lequel l'épaule vient à se présenter, d'une hémorrhagie après l'accouchement, d'un abaissement de l'utérus, d'une morsure de vipère, d'une blessure faite par un chien atteint de la rage, etc., etc.

La chirurgie, en définitive, est fondée soit sur l'anatomie et la physiologie, soit sur les connaissances physiques et chimiques; ces dernières sciences ont appris combien sont grands les inconvénients qui résultent pour le malade du contact de l'air avec les surfaces ulcérées, et combien aussi il est important, relativement à la cicatrisation, d'abriter les plaies contre le contact des corps extérieurs, et de prévenir la putréfaction en évitant la présence de l'oxygène dans les cavités contenant des substances animales liquides. Elle n'explique pas le mouvement organique, elle le voit, elle en tient compte, et la médecine des organes intérieurs fait comme elle; mais parler d'une chirurgie vitaliste est parler d'une chose complétement impossible.

Les chimistes médecins se défendront sans doute de l'accusation qui leur a été portée d'avoir comparé l'homme à une cornue qui se promène. Ils ont affirmé qu'ils étaient parvenus à faire des matières analogues à celles que l'organisme forme, ce qui serait déjà un immense résultat; mais je ne crois pas qu'aucun d'entre eux ait jamais pensé qu'il fût possible à la chimie d'arranger les éléments des corps de telle façon qu'il en pût résulter une texture; c'est l'organisme qui fait cela, tout le monde est de cet avis. On a dit que c'était à la force vitale, au principe vital que cela était dû ; nous admettons que le moteur de tels phénomènes est l'âme ou psychatome; mais on peut se passer, pour la pratique médicale, de l'une ou de l'autre de ces hypothèses.

Les chimistes encore se joindront aux physiologistes pour vérifier l'étonnante expérience de M. Malgaigne, qui fait voir la respiration refroidissant le sang; ils lui rappelleront, sans doute, les admirables et précises recherches de Lavoisier et de l'école moderne sur la production de la chaleur animale; ils lui feront voir que l'hypothèse d'une force dite caloricité est insoutenable. Ils lui diront qu'ils admettent comme nous *un mouvement organique, et qu'il n'est personne qui l'ait jamais nié*, mais que remonter plus haut que la constatation de ce mouvement est s'exposer à faire des suppositions qui n'ont aucune utilité pour la pratique.

C'est, dit-on, la force vitale qui a organisé la matière; nous avons supposé, nous, que ce phénomène merveilleux était dû au psychatome. Au fond, il n'y aurait là qu'une dispute de mots, mais avec cette différence que l'idée de force est plus abstraite et moins bien définie que l'idée de ce point de départ unitaire et absolu, agent auquel, encore une fois, nous avons attribué l'influence organisatrice.

J'ai cherché de nouveau à savoir ce que l'on comprenait par force vitale; je n'avais pas nettement saisi ce que l'on avait voulu exprimer par là; j'ai entendu, j'ai lu, j'ai relu la nouvelle explication qui vient d'en être donnée, et qui consiste en ceci : ce qui n'est réductible ni par les forces physiques, ni par les forces chimiques. Cette définition ne m'a pas paru plus claire que les autres.

La grande loi vitale a été, dit-on, ainsi formulée dans le sixième livre des *Épidémies*. Est-ce par Hippocrate que cette formule a été établie? Non, mais bien par son fils Thessalus ou Hippocrate II. Or, ce n'est pas tout à fait par Hippocrate que cette loi a été posée. Il arrive très souvent, en effet, que les fils n'ont pas les mêmes opinions que leur père, et certes qui dit Louis XIV ne dit pas Louis XIII, qui dit l'empereur Commode ne parle pas de Marc-Aurèle, etc., etc.

Mais enfin voyons quelle est cette loi vitale formulée par Hippocrate.

« La nature est le médecin des maladies ; c'est elle qui trouve les voies et moyens ; elle fait ce qui convient ; c'est elle qui détermine l'unité de l'être, la tendance générale des organes vers ce but, la vie et la conservation de l'ensemble ; c'est elle qui est la force primitive et unique du microscome qui représente le corps vivant. »

A côté de cette force, a-t-on ajouté, il est des gens qui ont fait intervenir l'âme, et à cette occasion on cite saint Thomas, saint très érudit, mais à qui l'on peut dire, comme le faisait Géronte : « Que diable allait-il faire dans cette maudite galère ? »

Nous ne citerons pas saint Thomas, que nous vénérons sans doute, mais que nous ne consulterons pas comme médecin ; et d'abord nous n'avons pas mis cette âme à côté de la force vitale, nous avons supposé que son influence constituait ce que l'on a appelé le principe vital ; c'est-à-dire qu'à la place de ce principe nous avons mis tout simplement un moteur unique et défini, qui rend compte autant que possible de l'intelligence, et de ce qui, dans les actes de la nature vivante, diffère de la nature morte. L'hypothèse du principe vital devient dès lors tout à fait sans objet pour tous ceux qui admettent l'existence du psychatome, et M. Malgaigne lui-même n'adopte en rien les âmes de première et de seconde majesté, dont a parlé M. le professeur Lordat. Notre collègue met la force vitale à la place de l'âme organisatrice, et voilà tout.

En somme, quelles que soient les doctrines des médecins, tous, sans exception, admettent que dans les êtres vivants il se passe des phénomènes qui entretiennent la vie, et les gens de bon sens ajoutent que ces phénomènes-là ne peuvent être expliqués. *Par cela même que les corps sont organisés pour la santé, ils le sont pour remédier à la lésion qui l'altère ; qui dit organisme dit ce qui est organisé, et ce qui est organisé doit l'être pour se conserver. Quand on reproche aux organiciens de ne pas tenir compte de ce grand fait : tendance à se conserver, on crée des monstres pour les combattre, et l'on prête à ses adversaires des opinions qu'ils n'ont en aucune façon.*

M. Malgaigne dit que les meilleures théories sont celles qui rendent compte de tous les faits; je suis entièrement de son avis; il ne peut nier que les doctrines organiques donnent la raison d'un grand nombre d'entre eux. Avec le progrès elles en donneront plus tard bien davantage; ce qu'elles n'expliquent pas, c'est l'influence supposée du point de départ primitif. En vérité, le vitalisme abstrait n'en dit pas davantage; mais qu'explique-t-il en définitive? La réponse à cette question s'exprime en quatre lettres : rien. Les découvertes à venir, ce n'est pas le vitalisme qui les donnera, c'est l'étude attentive de l'organisation éclairée par les diverses connaissances humaines.

Quelques phrases du livre de M. Rostan ont été ensuite invoquées comme une preuve que les organiciens les plus purs sont aussi vitalistes. Mais on aurait pu en citer bien d'autres dans mes publications qui prouvent que je le suis non moins que lui. Je me garderai bien de faire devant l'Académie l'énumération de ces nombreux écrits; mais ce que j'ai dit à ce sujet ne se rapporte pas à autre chose qu'à l'admission de ce mouvement organique primitif que ni M. Magendie, ni M. Rostan, ni moi, ne cherchons à expliquer. Tout en admettant l'influence d'un point de départ, je ne sais en rien de quelle façon il agit. M. Rostan, dont l'absence est ici à tous les points de vue regrettable, ne reconnaît pas, comme on l'a affirmé, l'impuissance de ce qu'il appelle l'organicisme à rendre compte de la plupart des phénomènes de la santé et de la maladie; il avoue seulement ne pas connaître le mécanisme primitif de l'organisation vivante, et Hippocrate, Barthez, Bichat et M. Malgaigne ne l'expliquent pas davantage.

Dire que l'anatomie pathologique n'a pas éclairé la pathogénie et la thérapeutique est avancer une de ces énormités qui ne tiennent pas un instant devant la moindre exposition des faits. Notre honorable collègue n'a en rien tenu compte de ces innombrables cas que j'ai cités dans ma première allocution, et qui étaient tous fondés sur l'appréciation de faits anatomiques et physiologiques. Ce serait fatiguer l'Académie que d'en ajouter d'autres à cette liste déjà trop longue.

On a dit que les plus graves lésions apparentes n'étaient pas toujours suivies de phénomènes graves, tandis que des lésions légères causaient souvent la mort; on a ajouté que les cadavres ne diffèrent pas, comme état organique, de ce que le corps avait été pendant la vie. En vérité, n'est-ce pas là de ces allégations qui ne sont fondées que sur l'interprétation la plus superficielle des faits? Quelques gouttes de sang épanché dans le centre nerveux vont causer la mort; or, l'apparence de cette lésion est petite; mais qui ne voit pas que cette même lésion est suffisante pour faire à l'instant périr? Tout un poumon est tuberculeux, le malade vit encore; cette altération est énorme et l'on ne meurt pas, et cela parce que l'autre poumon fonctionne, parce que le cœur agit, parce que le sang n'est pas encore altéré, parce que le névraxe n'est pas désorganisé; ici la lésion, grave en apparence, est légère par rapport à la conservation momentanée de l'être. L'estomac est atteint d'un affreux cancer; cependant le malade vit pendant des mois entiers, mais c'est que la digestion s'opère et que le pylore, resté libre, permet encore à la nourriture de parvenir dans l'intestin. On ne trouve pas, dit-on, la cause anatomique de la mort, et de là résulte la proposition émise par M. Malgaigne; mais les progrès de la science ont démontré surabondamment l'existence de lésions véritables qui expliquent pourquoi on meurt : tantôt le défaut d'abord du sang artériel vers le cerveau, démontré par la vacuité des artères; tantôt l'écume ou les crachats contenus dans les bronches, causes évidentes d'hypoxémie, donnent les raisons de la mort. Si l'on ne se rend pas compte de l'influence sidérante de l'acide cyanhydrique, on sait au moins que la présence de ce terrible poison dans le sang qui circule vers le cerveau, amène la cessation de l'existence, etc. Ne rappelez donc pas, de grâce, des arguments tout à fait usés et dont le progrès a fait depuis longtemps justice, arguments relatifs à la comparaison d'un corps vivant avec un corps mort! Certes, ce n'est pas la vie qui primitivement abandonne les malheureux brûlés ou gelés, mais ce sont les organes détruits ou rendus immobiles par l'absence de chaleur qui, ayant cessé leur fonction, ne peuvent par conséquent continuer à vivre.

Et d'ailleurs, est-ce que l'anatomie pathologique n'a dans son domaine que les faits cadavériques? Est-ce qu'il n'y a pas une anatomie des organes vivants, tout aussi positive et non moins féconde en résultats thérapeutiques que les faits observés après la mort? Est-ce que les variantes de volume du cœur, du foie, sous l'influence des respirations accélérées, ne donnent pas lieu à des applications pratiques de premier ordre? Est-ce qu'il n'en est pas ainsi de la connaissance précise des états organiques obtenus pour la détermination du diagnostic anatomique? Cette diagnose, que notre éloquent collègue a bien voulu signaler comme un véritable progrès, n'est-elle pas le flambeau, le guide assuré de la thérapeutique? Que personne n'aille penser que M. Malgaigne adopte des idées fantastiques pour déserter le drapeau de la médecine positive. Il dit que nous ne savons pas le dernier mot des choses, et il a mille fois raison; mais la justesse de son esprit, sa probité scientifique, ne lui permettent pas de nier le progrès et de résister à l'évidence.

Qu'entend-on, en définitive, par *nature*, et surtout par *nature médicatrice?* Est-ce *un quelque chose* de spécial, un être, une sorte d'unité divine qui régit l'organisation? Encore une fois, Hippocrate, dans les temps antiques, a-t-il élevé des autels à cette déité incomprise? Les aveugles apôtres de ce héros de la médecine d'autrefois semblent croire qu'il en est ainsi; ils crient à l'anathème contre ceux qui ne lui offrent pas d'encens! Non, sans doute, il n'y a pas un être spécial qui veille sur l'organisation, il n'y en a pas qui dirige des efforts salutaires contre les propriétés et les grands agents de l'univers; il y a un organisme qui est admirablement disposé pour entretenir la vie, pour remédier aux lésions qui peuvent amener la cessation de l'existence. C'est le jeu de cet organisme qui peut être considéré comme la nature, et qui très probablement n'a pas été compris différemment par les Hippocrate numéros I, II, III, IV, V, VI, etc., etc., qui se sont succédé. L'antiquité médicale a même exagéré de beaucoup et l'importance et le pouvoir de cette nature qu'elle a cru présider à des coctions, à des crises que les médecins d'alors supposaient plutôt qu'ils ne les observaient; elle a admis des jours critiques alors qu'on ne pouvait et qu'on ne peut encore fixer le jour de l'invasion du mal; elle a frappé à mort le progrès et la thérapeutique, elle a laissé les maladies s'aggraver en prescrivant d'attendre ou de ne rien faire, et cela à l'effet de laisser agir la bonne nature.

Il est vrai que M. Malgaigne en admet une bonne et une mauvaise; mais comment distinguera-t-il l'une de l'autre, si ce n'est par l'appréciation des organes et des phénomènes organiques; c'est-à-dire par des études anatomiques, physiologiques et diagnostiques? La nature médicatrice des vitalistes abstraits est une déesse bienveillante qui combat un démon de la plus mauvaise espèce, et malheureusement ce dernier n'a que trop souvent en médecine une influence terrible sur la marche des maladies; c'est lui, c'est la mauvaise nature qui fait ouvrir les abcès tuberculeux dans le péricarde, le péritoine, les bronches, et qui fait ainsi périr les malades; c'est lui qui, pour éliminer le poison variolique, détermine une éruption mortelle dans le larynx, sur l'œil, sur la face; c'est lui qui provoque les accès d'une toux suffocante; qui porte l'homme en délire à se suicider ou à attenter à la vie des autres; qui, pour rejeter au dehors, pour éliminer le miasme paludéen, provoque les accès pernicieux d'une fièvre tierce, etc.

Si encore la bonne nature pouvait mettre la mauvaise à la raison! si le médecin était capable de distinguer celle dont les qualités sont bonnes de celle dont les intentions sont détestables! mais il n'en est rien, et le vitaliste abstrait, plongé dans son admiration fantastique pour la bonne nature, laisse l'ennemie implacable de celle-ci marcher plus vite qu'elle et faire périr le malade. Qu'est-ce donc que tout cet imbroglio? où aurait-il conduit la science si l'on n'en était sorti? *A l'expectation*, dira-t-on, *à la philosophie médicale*, *à la contempla-*

tion; on devrait ajouter *à l'immobilité scientifique, à la routine et à toutes les niaiseries qu'elles enfantent.*

Qu'est-ce donc que cette expectation que l'on m'a reproché de ne pas adopter comme méthode thérapeutique?

Expectation signifie l'action d'attendre, et en ce sens il n'est personne qui, avant d'agir, dans certains cas, ne fasse de l'expectation. Mais on veut désigner par cette expression *une méthode qui consiste à ne faire aucun traitement et à laisser à la nature le soin de diriger seule ses moyens de défense; de déterminer des mouvements critiques, d'opérer la coction et de guérir ainsi la maladie.* Or, ne rien faire en thérapeutique est à peu près impossible: tenir un homme au lit, le mettre à la diète, lui donner largement de l'eau, c'est diminuer le volume des muscles, c'est étendre ses liquides de sérosité, *c'est avoir recours à une médication active et fort dangereuse alors qu'on la prolonge;* admettre ontologiquement une nature qui agisse sciemment, avec intelligence et utilement, c'est faire des frais d'imagination, et gratuitement supposer l'existence d'une entité à laquelle les faits ne permettent pas de croire.

Les prétendus mouvements critiques ne sont autre chose que des phénomènes naturels qui ont lieu alors que l'organisme revient à la santé; la coction serait une sorte de fermentation vitale et pathologique dont on ne peut parler sérieusement. Il résulte de là que la prétendue méthode dite expectation n'a pour but que de laisser aller le mal sans s'y opposer; mais il arrive que ceux qui disent s'en servir prescrivent un traitement qui souvent a d'immenses inconvénients.

Dans une foule de cas, le bon sens, la médecine qui repose sur les organes et les fonctions prescrivent tout aussi bien que le naturisme, le repos, l'abstinence, les boissons aqueuses, etc.; spontanément, dans les maladies aiguës, on suit ce traitement qui s'accorde avec toutes les théories du monde. *Quand une lésion ou une maladie est légère, quand il n'y a pas d'inconvénient à ce qu'elle dure; lorsque l'on prévoit qu'elle doit promptement se dissiper ou que l'on est inhabile à la guérir, il faut sans doute ne pas agir. Quand cette affection est dans des circonstances opposées, il est indispensable d'entraver sa marche le plus promptement possible.* C'est, comme je l'ai établi précédemment, ce qu'il convient de faire dans les splénopathies dont les symptômes, c'est-à-dire les accès fébriles, sont trop souvent dangereux. Ce qui permet d'attendre, ce qui conduit d'autres fois à agir, c'est la connaissance des états organiques, de leurs symptômes, c'est en un mot l'étude de l'organisme et non pas la stérile hypothèse d'une force vitale incomprise.

En thérapeutique, l'organopathisme ne proscrit en rien la prudence, mais il conduit à traiter activement les lésions et les phénomènes dangereux qu'elles causent.

Le pronostic, dit-on, est la véritable base de la thérapeutique, et malheur, ajoute-t-on, à la médecine active qui puise ses inductions dans l'anatomie pathologique. Mais n'est-il pas évident que les éléments réels de la prognose reposent sur la connaissance des états anatomiques et physiologiques, et non pas sur la vague appréciation d'une séméiotique douteuse? Tel qui aura reconnu par les signes physiques de vastes cavernes pulmonaires, sera bien autrement sûr de l'événement que celui qui aura seulement tenu compte des symptômes de la fièvre hectique.

Dans notre précédente allocution nous avons accumulé les faits qui démontraient que l'anatomie des organes vivants et morts est la source d'indications thérapeutiques des plus nombreuses et des plus positives; il est inutile de revenir sur ce sujet; mais il ne l'est pas de faire remarquer que l'on a laissé passer l'énumération de ces faits sans attaquer un seul d'entre eux.

Ce que l'on a dit des succès d'une méthode dite *homœopatique* ne repose que sur des faits complétement inexacts : probablement d'autres que moi feront justice de telles allégations; mais ce que j'affirme, c'est que l'anatomie pathologique et le diagnostic qui en émane, permettant de distinguer les cas, d'apprécier les degrés du mal, ainsi que les effets actuels des diverses médications, conduisent à de tels succès en thérapeutique, que dans les services où les méthodes curatives basées sur l'étude de l'organisation sont les plus en vigueur, la mortalité est très faible.

Vous dites, monsieur Malgaigne, que les organiciens s'occupent exclusivement des lésions locales ; qu'ils ne tiennent pas assez compte des forces; qu'ils ne songent pas à l'ensemble et que, faisant des organes malades une sorte de damier, ils portent leur attention sur des détails et non pas sur l'ensemble qui est souvent le point important de l'étude. Ainsi vous ne vous contentez pas d'admettre une force vitale, vous voulez qu'il y ait *des forces;* mais dites-nous donc, je vous en prie, ce que vous entendez par là. Ne voyez-vous pas qu'à chaque phrase vous admettez gratuitement une nouvelle entité? Est-ce que les forces, telles que vous les comprenez, ne sont pas les résultantes soit de la disposition moléculaire, soit de la manière dont les fonctions s'opèrent? Otez du sang ou privez-le en partie de l'oxygène qui doit être combiné avec lui; faites que ce liquide arrive en faibles proportions au système nerveux central, et tout d'abord vous verrez diminuer les forces que vous rétablirez si vous agissez en sens inverse.

Par cela même que nous apprécions nettement l'état des organes et des fonctions, nous tenons compte des conséquences de cet état, c'est-à-dire des forces. *Nous vous mettons au défi de modifier directement ces forces dont vous ne cessez de parler comme d'être réels et indépendants!* L'écorce ou le vin de quinquina, les amers, le fer, etc., etc., agissent évidemment sur les organes auxquels, dites-vous, ils donnent du ton (et il vous serait bien difficile de nous dire ce que c'est que le ton); ce n'est que par la médiation organique que ces substances peuvent augmenter les forces.

En vérité, c'est une étrange accusation que celle qui est adressée aux organiciens de n'étudier que les faits de détail et de négliger l'ensemble. Sans doute, nous examinons chaque organe, chaque tissu, chaque liquide, et cela par tous les moyens que les sciences modernes mettent à notre disposition, mais ce n'est là que l'un des éléments de notre étude; nous considérons ensuite ces parties dans leur connexion anatomique, dans leur synergie physiologique, dans leurs rapports intimes de circulation, d'innervation, etc., etc. Après avoir étudié en particulier chacune de ces choses, nous nous élevons aux vues physiologiques et pathologiques d'ensemble, bien différentes sans doute de ces vagues considérations sur l'apparence des malades qui étaient le principal élément de la prognose et, par conséquent, de la thérapeutique d'Hippocrate; ces considérations étaient aussi trompeuses que l'est tel ou tel aspect de la face qui annonce si souvent des affections toutes différentes de celles qui existent en effet.

Lorsqu'un architecte veut élever un monument, il commence par déterminer exactement la composition et la forme des matériaux de l'édifice; il les assemble, et la construction n'est solide qu'à la condition qu'il ait bien étudié les éléments partiels qui la constituent.

Ainsi font les organiciens; et suivant eux, pour comprendre l'homme sain ou malade, il faut connaître le mieux possible la disposition de ses parties élémentaires. Les vitalistes abstraits veulent procéder différemment. L'édifice qu'ils cherchent à constituer, dépourvu de solidité, s'écroulera bientôt par sa base!

La force vitale, suivant M. Malgaigne, n'est pas inhérente à la matière; elle en est indépendante jusqu'à un certain point; elle a été créée, elle s'ajoute à l'ovule pour l'animer, et c'est elle qui rend cet ovule apte à s'emparer de la matière brute, des éléments de l'air et de l'eau; il lui attribue une sorte d'instinct, etc. Mais en quoi donc cette force vitale différerait-elle encore ici de notre psychatome ou âme?

La seule différence que l'on pourrait y voir serait que dans ma théorie j'ajoute l'intelligence aux autres attributs que M. Malgaigne donne à sa force vitale. Il repousse l'existence de deux âmes de première et de seconde majesté, comme les appelle M. Lordat; il faut donc qu'il assigne aussi l'intelligence à sa force vitale qui n'est plus dès lors autre chose que l'âme intelligente et organisatrice, telle que nous l'admettons.

Non certes, l'organisme en exercice, la vie, n'est pas dans une lutte continuelle avec les agents et les lois de la nature inanimée. S'il est vrai que dans bien des cas l'organisation peut être détruite par des phénomènes appartenant à la nature brute, tout aussi fréquemment les êtres animés présentent dans leurs fonctions une série d'actes qui rappellent ceux qui sont propres aux faits exclusivement physiques : la disposition des leviers que représentent les os et les appareils optiques; celle de la vessie natatoire des poissons; la structure de la torpille, etc., montrent chez l'homme et les animaux des applications des lois physiques, et ces applications sont si magnifiques qu'elles dépassent comme perfection les plus remarquables appareils employés par la science et par l'industrie. Les images photographiques sont bien grossières si on les compare aux figures qui se peignent dans la rétine et dont la mémoire nous retrace le souvenir !

Dire enfin que la médecine doit se renfermer en elle-même, n'avoir de matériaux que ceux qui lui sont propres, est avancer qu'il faut pour la pathologie et la thérapeutique ne tirer aucun parti des arts, des sciences, de la littérature, de toutes les connaissances humaines. Ah ! certes, la phrase où M. Malgaigne veut ainsi rétrécir la science du médecin lui est échappée. Il suffit pour s'en convaincre d'entendre parler M. Malgaigne, d'avoir lu ses travaux et de se rappeler sa vie, pour savoir qu'il a cherché comme tous les vrais médecins à utiliser pour son art et sa science la plupart des connaissances humaines.

La conclusion de ce qui précède est que M. Malgaigne est beaucoup plus organicien qu'il ne le croit, et qu'il s'éloigne moins qu'on ne le pense des doctrines sur lesquelles sont d'accord avec quelques modifications d'une importance secondaire MM. Rostan, Bouillaud, Andral, Natalis Guillot, Piorry, etc., et en un mot qu'il est bien de l'école de Paris.

Une autre conclusion est encore celle-ci : qu'il y a dans la querelle des vitalistes et des organiciens plutôt des discussions dans les mots que dans le fond des choses. Quand, pour guérir une maladie chronique de la peau, M. Gibert fera du vitalisme; quand M. Gimelle n'enlèvera pas le corps étranger qui entretiendra un mal; quand M. Malgaigne ne cherchera pas les meilleurs appareils possibles pour traiter une fracture, j'aurai de la confiance en leur foi vitaliste, mais jusque-là je croirai que, comme tout le monde, ces messieurs sont à la fois organiciens et vitalistes.

Cette discussion aura, j'espère, l'immense avantage de nous débarrasser, au moins pour un temps, de ces phrases banales et sonores, où, faute d'études sévères, on ne cesse de faire retentir les mots : vitalisme et force vitale.

DISCOURS PRONONCÉ

SUR LA

TOMBE DE M. LE PROFESSEUR FOUQUIER

Par M. P. A. PIORRY

le 6 octobre 1850, et lu en séance de l'Académie le 8 du même mois.

La douleur dispose mal à parler du savant sur la tombe de l'ami. Excusez-moi donc, messieurs, si, cherchant à vous exprimer les sentiments éprouvés dans ce jour néfaste par l'Académie, il arrive que le souvenir de l'homme de bien domine les pensées que fait naître l'honorable carrière du médecin et du professeur.

M. Fouquier atteignait sa soixante-quatorzième année au moment même où il éprouva la douleur la plus grande que puisse ressentir un père. La jeune femme qu'il venait d'unir au fils d'un de nos collègues, l'enfant de cette fille chérie, dont la tendresse et les talents avaient été le charme de son existence, succomba ce jour-là à une maladie dont rien ne put entraver la marche fatale. M. Fouquier avait déjà trouvé dans son courage des forces pour supporter de bien vives douleurs. Peu de temps s'était écoulé depuis la mort de la compagne de sa vie; il avait vu la royale famille dont il était le médecin dévoué retourner à la terre d'exil. Les revers de fortune l'avaient peu touché, mais ses affections avaient été cruellement frappées. Il était calme, mais il souffrait; ses amis voyaient depuis plusieurs mois ses traits s'altérer, et sa résignation, toute réelle qu'elle était, ne cachait pas moins un chagrin profond. Ce dernier coup le frappa à mort, l'immense influence de la pensée sur l'organisme se révéla chez lui de la manière la plus cruelle, et le tombeau de la jeune épouse ornée de la couronne nuptiale se tint entr'ouvert pour recevoir les dépouilles mortelles du père qui la pleurait. Par une fatale coïncidence, le monarque que l'excellent Fouquier affectionnait périssait presque en même temps à la suite d'une lente agonie, et les souffrances du médecin ne lui avaient pas permis de donner des soins à l'auguste malade.

Triste destinée de l'homme, calculs décevants de la raison pour l'avenir, vaines espérances de bonheur, vous êtes donc toujours des sables mouvants sur lesquels aucune base ne peut se fonder! Consolations de la vieillesse, il suffit d'un souffle de la mort pour vous anéantir, et pour que la douleur borde de cyprès le terme de la route que l'homme avait laborieusement, mais heureusement parcourue!

La vie de M. Fouquier est un mémorable exemple des résultats que donnent le travail, la conduite et la probité. Ses premiers pas dans notre honorable et difficile carrière marquèrent à peine dans une époque sinistre, mais sublime de notre histoire. Quelques places de second ordre furent les résultats de ses premiers efforts. Chargé plus tard d'un service à l'hôpital de la Charité, il y déploya cet ensemble de qualités qui lui avaient déjà donné pour appui même des hommes dont le nom ne se prononçait qu'avec terreur. Le médecin habile et modeste, le praticien convaincu et zélé fut à l'hôpital le frère et le consolateur des pauvres. L'élection l'appela à la Faculté; ses nombreux élèves, devenus médecins, comptèrent bientôt parmi les amis de leur digne maître. Corvisart ne professait plus; il était difficile d'entendre la voix débile du vénérable Pinel; la Société d'instruction médicale languissait sous un chef devenu vieux; MM. Récamier et Chomel n'étaient pas encore élus; alors c'était sur M. Fouquier que reposait, en quelque sorte, l'espoir de la jeunesse studieuse.

Il était impossible que M. Fouquier ne fît pas partie des membres de l'Académie alors qu'elle fut fondée. Là, comme ailleurs, il y mérita l'estime et l'affection générales. Indulgent pour les opinions d'autrui, ne tenant aux siennes que par conviction, aimant la science pour elle et pour l'humanité, il cherchait toujours à diriger sa conduite par la justice et par la conscience. Nul médecin mieux que lui ne comprenait la dignité professionnelle : il aimait les hommes de travail et de progrès, parce que lui-même se livrait à l'étude utile. Juge de concours, il prenait l'impartialité pour base de son vote. Venait-il à hésiter entre des compétiteurs dont les mérites se balançaient, il se consolait de la nécessité de faire un choix entre des capacités par l'espoir d'être plus tard utile à ceux que le bonheur des épreuves n'avait pas favorisés. Il n'entendait alors que la voix de l'amitié, du bien et du juste, et il restait sourd aux recommandations du favoritisme.

Devenu plus âgé, il suivait, autant que ses forces le lui permettaient, la marche progressive de la science.

Son service d'hôpital était ouvert aux hommes d'expérimentation prudente, alors que sa lucidité d'esprit lui faisait voir en eux des gens honnêtes, humains et instruits. Son affection suivait de près son estime. Il n'oubliait pas ses amis, qui étaient pour lui une nouvelle famille : la haine, le désir de rendre offense pour offense lui étaient étrangers. S'il s'éleva contre des exagérations de l'école du Val-de-Grâce, il le fit en général avec courtoisie et convenance, et sa pratique fut modifiée par le bon côté des doctrines nouvelles. Il tenait peu à ses plus anciennes idées, et certes la médecine organique a perdu en lui un de ses plus zélés défenseurs. Sa bienveillance semblait parfois le jeter dans l'hésitation, mais il n'en suivait pas moins la ligne de conduite que sa conscience lui avait tracée. M. Fouquier regardait ses malades comme ses enfants, et tel jeune médecin auquel il prodigua ses soins, plus tard en lui trouva un père. On le vit avoir une opinion opposée à celle d'un fébricitant que d'autres à tort croyaient être en délire, se laisser convaincre par de bonnes raisons, et sauver ainsi la vie du malade. Sa sagacité était grande. Un jour, sans le secours des moyens physiques de diagnose, il devina qu'un rein était atrophié et qu'un calcul bouchait l'uretère du côté opposé; c'est lui qui commença à éclairer l'histoire obscure des névralgies intercostales. Il fit des recherches intéressantes sur l'emploi thérapeutique de la strychnine, de la brucine et de quelques autres médicaments actifs. Des traductions estimées de Brown et de Celse, quelques mémoires parmi lesquels il faut citer un travail remarquable sur les avantages d'une constitution faible, firent partie de ses publications. La science regrettera toujours que le consciencieux et habile Fouquier ait été dans l'impossibilité de réaliser l'idée que devant moi il avait émise, de réunir dans un ouvrage les principaux faits recueillis dans sa longue et utile pratique.

M. le professeur Fouquier, réunissant toutes les qualités de l'honnête homme, exerçait sa profession avec une noble indépendance. Il secourut de nombreuses infortunes. Il présentait au plus haut degré ces formes aimables de la politesse et de la bonne compagnie que tant d'autres négligent trop, et dont les corps savants devraient toujours donner l'exemple. Il était un modèle parfait de cette convenance et de cette urbanité que doivent mettre en toutes choses les médecins et les hommes de science.

M. Fouquier, qui si souvent approchait des rois, avait conservé les idées libérales que notre mémorable révolution lui avait inspirées; mais il entourait ses actions du vernis aimable qui faisait le charme de l'ancienne société française. Ceci n'excluait en rien une apparence de sang-froid, une gravité tempérée par la bienveillance dont ses traits bien accentués formaient un remarquable type.

Mais, messieurs, je me laisse entraîner par le sentiment de vénération que j'éprouvais pour mon digne collègue, et je crains, en cherchant à vous le peindre tel que je le voyais, de diminuer l'impression profonde que son souvenir laisse vivre en vous.

La mort de M. Fouquier nous fait perdre un frère ou un ami, car personne mieux que lui n'a compris qu'il n'est dans cette courte vie qu'un seul élément de vrai bonheur : l'affection que l'on porte aux autres, et qui retombe inévitablement sur soi-même. La vie médicale et scientifique de notre estimable collègue aura bientôt un exact et judicieux historien dans l'Académie; nous ne pouvons trouver aujourd'hui que des regrets et que des larmes pour exprimer nos sentiments. Notre ami s'est éteint dans un paisible sommeil. Il s'est sans doute déjà réveillé pour vivre dans un monde meilleur, où il trouvera la récompense d'une vie consacrée à l'humanité et à l'accomplissement des devoirs sociaux. Adieu, mon estimable maître, mon ami dévoué; sur cette terre vous êtes encore, car vous restez dans le souvenir et dans le cœur de tous ceux qui ont été assez heureux pour vous connaître et pour vous apprécier.

DISCOURS PRONONCÉ

SUR LA

TOMBE DE M. LE PROFESSEUR DUMÉRIL

Par M. P.-A. PIORRY

le 16 août 1860, et lu en séance de l'Académie le 21 du même mois.

L'honnête homme par excellence, le naturaliste laborieux et intelligent, le médecin modeste et consciencieux, le professeur zélé, le protecteur et l'ami de la jeunesse studieuse, le Nestor de la science, M. le professeur Duméril vient de s'éteindre dans les bras de ses dignes fils et de sa famille en pleurs !

L'Académie impériale de médecine qui dès sa fondation a compté M. Duméril au nombre de ses membres, est profondément affligée de ce déplorable événement. La douleur n'a pas permis à notre honorable président, M. le professeur Cloquet, de dire combien est grande l'émotion que lui cause la mort de son bienfaiteur. Notre éloquent secrétaire perpétuel est absent de Paris ; il a bien voulu me confier la triste mission d'exprimer sur cette tombe les sentiments d'estime, que dis-je, de vénération que lui inspirait notre bien-aimé collègue. Je ne pouvais décliner un semblable honneur. Si mes regrets me rendaient difficile l'expression de ma pensée, mes souvenirs, ma reconnaissance, m'imposaient le devoir de parler. Certes, d'autres que moi auraient mieux dit ce que ressent chacun de nous, mais il n'est personne dont l'affection pour notre maître à tous ait été plus vive et plus dévouée.

Cette affection suppléera peut-être à ce que ces paroles d'adieu pourraient avoir d'insuffisant.

Naguère encore, en voyant notre cher et bien regretté collègue, on n'aurait pas supposé que quatre-vingt-six années avaient tracé des rides sur ce front élevé que décoraient de vénérables cheveux blancs. Le temps, l'étude même n'avaient pas courbé cette haute taille qui n'avait jamais fléchi devant la faveur ou le pouvoir. La bonne constitution de ce vieillard viril l'avait maintenu robuste de corps, énergique de pensée et bienveillant de cœur. Il semblait que M. Duméril dût donner une preuve de plus à l'appui de cette consolante pensée de M. Flourens que l'homme est appelé à vivre de bien longues années, et certes, notre respectable et consciencieux collègue dont la vie calme et studieuse n'était pas agitée par des passions violentes était bien digne d'être un exemple de longévité humaine !

Vaines espérances ! tristes déceptions ! sa maladie et non l'usure sénile a altéré les ravages de cet organisme puissant. Nous avons vu, à l'Académie, à la Faculté, M. le professeur Duméril décliner lentement ; il oubliait sa faiblesse pour assister à nos séances, pour accomplir ses devoirs ! Longtemps nous nous souviendrons de ce jour où notre maître vénéré se rendit à la Faculté pour lui faire part des honneurs qu'il venait de recevoir et dont les insignes devaient bientôt orner son char mortuaire ! La science était honorée en lui, et c'était là ce qui le touchait le plus. Alors sa voix haletante, sa marche difficile, son hésitation, n'annonçaient que trop l'avenir et faisaient voir derrière le ruban coloré de la récompense donnée au travail utile le voile noir qui devait prochainement recouvrir un tombeau.

Lorsque la France était menacée par l'étranger, lorsque le vieil édifice social s'écroulait sous l'influence des idées de progrès, lorsque les corps savants venaient d'être entraînés dans la chute de la vieille société, des institutions scientifiques nouvelles furent créées, les Lavoisier de douloureuse mémoire, les Monge, les Fourcroy, contribuèrent à édifier les fondements de l'enseignement. La rénovation dans les études marchait parallèlement à la rénovation de la société; alors furent formées les écoles de santé. Le jeune Duméril, qui aurait servi la France avec entraînement comme chirurgien d'armée, servit mieux encore la science comme anatomiste et comme physiologiste.

Il sentit tout d'abord l'utilité de ces classifications scientifiques méconnues par Buffon, et que Linné avait si hautement démontrée. Duméril pensa que l'anatomie serait rendue plus facile par des méthodes anamnestiques, ce qui le conduisit à fonder une nomenclature que Chaussier simplifia et qui fut peut-être pour quelque chose dans les dénominations anatomiques et philosophiques proposées par Geoffroy Saint-Hilaire.

Emule de Buffon et de Lacépède, il n'a pas cessé d'éclairer l'histoire des insectes et des reptiles, en même temps qu'il rédigeait une partie du monument élevé par Cuvier à l'anatomie comparée.

Ces immenses travaux, des concours nombreux en anatomie et en physiologie ne l'empêchèrent pas de se livrer à la théorie, à la pratique et à l'enseignement de la médecine. Bientôt médecin d'hôpital, nommé professeur même avant d'être docteur, il aimait et soignait des malades avec autant de dévouement qu'il mettait de zèle à faire successivement des cours d'anatomie, de physiologie, de pathologie médicale à la Faculté; il suspendit ces derniers, seulement alors que les forces et le temps lui firent défaut. Il ne manquait pas aux examens de la Faculté, dont il rédigea longtemps le Bulletin. Bienveillant pour les élèves, juge impartial dans les concours, sa haute probité le faisait résister aux obsessions illicites. Il avait même la force de sacrifier ses meilleurs amis, alors que sa conscience lui disait de nommer des candidats que les épreuves avaient favorisés davantage.

Il avait le courage de son opinion et la décision de l'homme honnête, du *vir probus*. Il était l'ami, le soutien de tous ceux dont le travail et le courage étaient l'espoir de l'avenir!

Elu des premiers dans l'aréopage des sciences, il y fut aimé, honoré et respecté; il y travailla toujours avec dévouement et indépendance. Ses nombreux rapports y furent des chefs-d'œuvre de concision et de clarté.

M. Duméril a été le maître chéri de plusieurs générations de médecins français et étrangers. Il a vu naître, briller, périr un grand nombre de ses confrères. Il semblait que la mort l'eût oublié. Nous le voyons avec bonheur après trente ans tel qu'il était lors de nos études et de nos concours; toujours le même, toujours disposé à être utile, affectueux, n'obéissant pas à des opinions préconçues, ne craignant pas de revenir sur ses premiers jugements, alors qu'ils devaient être rectifiés. Sa politesse bienveillante aurait pu servir de modèle à tous. Telles étaient quelques-unes des qualités qui le faisaient aimer et qui ne font prononcer son nom qu'avec attendrissement et respect.

Cher maître! vous venez d'obéir à la grande loi de la nature; vous avez cessé d'être au milieu de nous, mais vous serez toujours présent dans nos pensées et dans nos cœurs; vous laisserez après vous ce noble exemple d'une vie consacrée à faire le bien et au travail assidu. Vous avez fait voir que l'âge n'use pas l'intelligence : à vingt-quatre ans anatomiste habile, à quatre-vingt-six vous publiiez encore un magnifique volume sur l'histoire des insectes. Le corps de l'homme finissait par se détruire, votre pensée conservait, comme celle de Fontenelle et de Voltaire, toute sa pureté et tout son éclat; elle s'enrichissait encore de vérités nouvelles; vous avez vu se dérouler devant vous le progrès humanitaire et scientifique; vous y avez pris part; votre place est marquée dans les annales de la science et de l'esprit humain; la postérité verra en vous un de ces hommes honnêtes et utiles qui doivent servir de modèle aux générations futures!

Adieu! cher maître, votre organisation si belle a cédé au temps, mais votre intelligence n'est pas détruite comme l'est votre corps. Elle vit dans cette nature que vous avez si bien étudiée; le souvenir de vos rares qualités subsistera dans le cœur de ces fils qui vous ressemblent si bien, de votre famille bien-aimée, de tous ceux enfin qui ont eu le bonheur de vous connaître.

Permettez-moi, messieurs, de terminer cette allocution sur une tombe par cette pensée consolante :

Quoi ! l'univers dans sa magnificence,
Ne serait qu'un tombeau sanglant ;
Et la route de l'existence
Aurait pour terme le néant?
La mort est un affreux mensonge,
La vie est la réalité ;
L'agonie est un triste songe
Dont le réveil est l'immortalité !

Dans les discours qui précèdent, le nom de psychatome a été souvent prononcé. Les grandes questions de l'âme et de la matière, de l'esprit et de la substance, du spiritualisme et du matérialisme, bien qu'en apparence étrangères à la médecine, ont été inévitablement agitées. Au point de vue de la philosophie comme de la médecine (qui en est inséparable), je crois convenable de publier des vers qui doivent être ajoutés à la nouvelle édition de mon poëme, et qui expriment peut-être, mieux que je ne pourrais le faire en prose, l'idée que je me suis formée de la matière, de l'âme ou psychatome, dont l'organisabilité paraît être l'un des principaux attributs.

SPIRITUALISME ? MATÉRIALISME ?

Vous qui parlez de la matière,
Avez-vous pu la concevoir?
Dites-nous ce qu'est la lumière
Ou le magnétique pouvoir ?
Dites-nous ce qu'est l'étincelle
Dont le nuage électrisé

Frappe le mât d'une frêle nacelle
Ou le palais par la foudre embrâsé.
Dites-nous ce qu'est la puissance
Qui par un cordon de métal
Semblant braver le temps, l'espace et la distance
Communique soudain un magique signal?

De la chaleur l'agent impondérable
Dans votre esprit aurait-il un miroir
Où son essence impénétrable
Viendrait se faire apercevoir?
Avez-vous découvert des parcelles ténues
Dans le feu, la clarté, dans l'électrique aimant,
Ou ces agents, puissances inconnues,
Vibrent-ils dans l'éther et dans le firmament?

Le mouvement est-il de la matière
Combattant l'inertie en animant les corps,
Ou serait-il une force première
Dont Dieu donnerait les ressorts?

L'attraction est-elle un principe harmonique
Obéissant à la divine voix,
Ou serait-elle encore un être sympathique
Dont l'univers suivrait les lois?

Mais savez-vous enfin ce que nous sommes?
Connaissez-vous les éléments
Réunis pour former les organes des hommes
Et des êtres doués d'âme et de sentiments?
Soustraits au poids de l'atmosphère,
Soumis à d'immenses chaleurs,
Ces éléments sortis de la terrestre sphère,
Divergeraient à toutes profondeurs;
Leurs atomes subtils s'élançant dans l'espace
Se divisant à l'infini,

Dieu seul pourrait dire la place
Où leur trajet aurait fini !

Vous ne savez donc pas en quoi gît la matière,
Vous ne concevez pas le fantôme idéal,
Vous ne pouvez porter l'éclat de la lumière
Dans les ténèbres du moral !
Vous ne comprenez pas votre âme,
Votre âme dont la source est la divinité ;
Atome, esprit, fluide ou flamme
Elle est au moins une unité !

Cette unité dont la pensée
Est un attribut merveilleux,
Semble être une étoile élancée
De la voûte immense des cieux !
Elle est une noble parcelle
Que notre esprit ne peut apercevoir,
Que la raison nous dit être immortelle ,
Mais Dieu qui la créa seul peut la concevoir.

Pourquoi dans le néant de disputes stériles,
Éteignant le flambeau des divines amours
Osez-vous ranimer des luttes inutiles ,
En y versant le fiel de vos haineux discours ?
Avec ces mots abstraits : âme, esprit et matière,
Nos pères ont construit d'homicides bûchers,
Où le feu des enfers dévorait la lumière
Dont la raison céleste éclairait leurs foyers.

L'âme ainsi que l'esprit, dans l'antique langage,
Étaient des corps réels échappant à nos yeux,
Et dont l'intelligence entrevoyait l'image,
Et n'offraient pas au cœur le tableau radieux

D'un idéal sans fin, qui, gouvernant le monde,
Est un être pensant, organisant les corps,
Qui, portant en tous lieux sa puissance féconde,
Imprime à l'univers ses magiques ressorts.

LE MOI, AME, PSYCHÉ, ATOME, PSYCHATOME.

Psyché pour nos aïeux était l'intelligence ;
C'était *le moi* lui-même, impalpable existence ;
Atome indéfini qui, cédant à l'amour,
Élit pour domicile un corporel séjour ;
Psychatome est son nom ; est-il âme ou matière?
La sagesse après tout ne s'en occupe guère !
Mais il est un écho des lois de l'Éternel.
Un être impérissable ; il émane du ciel,
Et n'est pas limité par le temps et l'espace ;
Le mouvement surgit dans le sillon qu'il trace !
Il met en jeu la vie, il a la volonté,
Il est un pur rayon de la divinité,
Il attire les corps ; sa loi les organise ;
Leur trame élémentaire à sa voix s'harmonise ;
A lui la conscience, admirable milieu,
Conducteur magnétique entre notre âme et Dieu !...

Les idées philosophiques ainsi exprimées ont conduit à la pièce de vers que voici, et à la prière qui la suit.

LE TEMPLE DE DIEU.

Grand Dieu, pour t'implorer, je veux chercher un temple,
Où mon âme, en priant, te trouve et te contemple!
Ce temple est l'Univers; mais, pour nos faibles yeux,
Ta lumière éblouit, et l'image des cieux,
Le magique tableau de l'immense nature,
Dont nul cadre jamais n'entoura la peinture,
Sont trop vastes pour l'homme, et sa pâle raison
Te devine en tremblant par delà l'horizon.
Pour oser entrevoir ta puissance infinie,
Pour niveler à toi notre infime génie,
Il faut que les éclairs dont brille ta grandeur
Soient réduits à l'éclat d'une faible lueur.

C'est dans un lieu restreint, sous un riant ombrage,
Où les rayons du jour nuancent le feuillage,
Sous les épais rameaux de cèdres toujours verts,
Sous des chênes touffus âgés de cent hivers
Dont les troncs sont couverts de flexibles lianes
Qui, balançant dans l'air leurs festons diaphanes,
Empruntent au soleil de magiques reflets
Ornant de pourpre et d'or la teinte des forêts;
Sous un platane altier dont la cime élancée
Semble jusques à Dieu diriger sa pensée;
C'est là qu'il faut prier et décorer l'autel
Où l'âme avec amour aspire l'Éternel.

Qu'à travers les vitraux que la feuille dessine
Brillent les purs rayons de la splendeur divine:
La vague bouillonnant sous un ciel de saphir
Et blanchissant d'écume au souffle du zéphir,

Les nuages dorés, en écartant leurs voiles,
Laissant voir l'infini par delà les étoiles;
Les monts audacieux dont le neigeux manteau
Étale autour des mers un éclatant rideau
D'où s'élève en vapeur une humide rosée
Dont la plaine fertile est le soir arrosée,
Et qui, se dissolvant aux rayons du soleil,
Vient former la cascade aux reflets de vermeil.

Que se déploie encor, sous des arbres antiques,
Donnant accès au jour sous leurs vastes portiques,
L'orage menaçant embrâsé par l'éclair;
Les prismes de l'iris se contournant dans l'air;
Le volcan d'où jaillit la flamme étincelante,
Et qui vomit des flots de lave dévorante!
Lorsque l'ombre du soir noircit le firmament
Où scintillent des feux vifs comme un diamant,
Que s'illumine, au loin, la gerbe colorée
Dont l'aurore électrique a sillonné Borée;
Qu'enfin, autour du cercle environnant ce lieu,
Resplendissent partout des images de Dieu!

Versons dans ce lieu saint les pleurs de la prière;
Mais pour mieux s'approcher du foyer de lumière
Qui fit dans le néant naître les feux du jour,
Et qui créa la vie au flambeau de l'amour,
Qu'apparaisse à nos yeux la nature animée :
L'abeille butinant sur la fleur parfumée;
Le papillon léger, nacré d'azur et d'or,
Dirigeant au hasard son inconstant essor;
Le colibri, vêtu d'émeraude et d'opale,
Qui boit en voltigeant dans le creux d'un pétale;
L'élégant écureuil, vif ainsi que l'éclair,
Qui bondit en jouant dans les plaines de l'air,
Qu'entre des arbrisseaux la timide gazelle
Accoure aux bêlements du petit qui l'appelle,
Tandis que la fauvette à la flexible voix

S'unit au rossignol pour animer les bois,
Et qu'éclate partout la sublime harmonie;
Le mouvement sans fin dont l'éternel génie,
Depuis l'être pensant jusques au végétal
Fait vibrer l'Univers par son pouvoir vital.

T'adorer est trop peu, grand Dieu, ta voix réclame
Des sentiments plus purs émanés de notre âme!
Toi qui verses sur nous des miracles d'amour,
Tu dois avoir au moins notre cœur en retour!
Mais pour mieux adorer ton immuable essence,
Pour mieux porter vers toi notre reconnaissance,
Inspirons-nous d'un fils dont le zèle et les soins
De son vieux père infirme allége les besoins,
Quand le faible vieillard, à la barbe neigeuse,
Caresse tout tremblant sa famille joyeuse;
Ou regardons sa femme au sourire enchanteur
Lorsque son vif regard part des fibres du cœur,
Quand un doux serrement de sa main frémissante
Fait tressaillir d'amour notre âme palpitante,
Ou lorsqu'en allaitant son enfant au berceau,
Elle te glorifie en le trouvant si beau!

C'est donc lorsque l'esprit voit l'imposant spectacle.
Dont l'Univers entier nous montre le miracle;
C'est quand on lit l'amour dans le monde moral
Que l'âme peut planer jusque dans l'idéal,
Et qu'elle ose porter sa timide prière
Vers l'Être bienfaisant qui créa la matière,
Vers cet être absolu qui, par sa volonté,
Régla le temps, l'espace et fit l'éternité!

UNE PRIÈRE.

Dans ce temple idéal dont l'âme et la nature
Ont dessiné les plans et gravé la sculpture,
Que demander à Dieu, à Dieu dont la grandeur
Dépasse les soleils, et qui lit dans le cœur?

Limitant l'horizon à l'amour de soi-même,
Et rapportant à moi ce mot divin : je t'aime !
Irais-je l'implorer pour qu'au jour de ma mort
Mon vaisseau soit reçu dans le céleste port ?
Irais-je le prier de verser sur ma vie
Ces futiles trésors que l'égoïsme envie ;
Ces rubans colorés que l'orgueil et les rois
Jettent sur les flatteurs qui rampent sous leurs lois ?
Irais-je l'implorer pour que mon existence
Passe au delà du temps qu'il a marqué d'avance ?
Non ! mais les vœux ardents que lui seul peut combler
C'est que je sois meilleur pour lui mieux ressembler !

Les vers suivants sur l'avenir de la grande famille humaine ont été inspirés par des pensées qui ont pris leur source dans la série d'idées qui précèdent. Je ne les livre à l'impression qu'à cause de l'opportunité de leur publication. Ce n'est pas ici de politique qu'il s'agit ; mais d'une utopie philosophique qui fut en partie réalisée au siècle des Antonins, au moment où presque tous les peuples civilisés, alors connus, formaient une immense société.

PROPHÉTIE (1).

Dans les temps primitifs, éparses, isolées,
Les familles de l'homme, en tribus rassemblées,
Par un aimant dont la source est aux cieux,
Ce sont formées en des peuples nombreux,

(1) Les huit premier vers, sauf quelques variantes, font partie du poëme sur *Dieu, l'Ame et la Nature.*

Qui, condensés en d'immenses cohortes,
Du temple du destin envahissent les portes,
Pour s'élancer aux champs de l'avenir,
Où le cri des combats doit à jamais finir!
A l'Orient l'horizon se décore
Des couleurs de la liberté,
Les peuples voient apparaître l'aurore
D'un astre rayonnant d'ordre et d'égalité ;
Ce flambeau divin les entraîne,
Comme le soleil radieux
Autour de son orbite enchaîne
Les mondes roulant dans les cieux.
Depuis les monts neigeux de la libre Helvétie,
Jusqu'aux poudreux sommets du Vésuve embrasé,
Depuis les lieux où meurt la triste Vénétie,
Jusqu'au terrible Etna par la lave arrosé,
Vers un centre d'amour le peuple entier s'élance;
Tout vibre, tout s'émeut, tout converge à la fois,
La patrie a parlé de sa tonnante voix,
Par l'électrique acier la liberté s'avance,
Et bientôt par ce fil s'étendant en tout lieu,
Au bruit harmonieux de célestes fanfares,
Le genre humain brisant les chaînes des barbares,
S'unira par l'ordre de Dieu !

Sous un même étendard Valaques et Moldaves
Posent les fondements de l'empire roumain ;
Les fiers enfants de la race des Slaves,
Appellent l'avenir pour se donner la main ;
Les Gaulois habitant de l'alpestre montagne,
Sous le drapeau français s'empressent d'accourir;
Les peuples séparés de la vieille Allemagne,
En un faisceau puissant aspirent à s'unir;
Au généreux colon de la Lusitanie,
L'Ibère va donner le baiser fraternel ;
Au nord, les fils d'Odin, émus par son génie,
S'assemblent à sa voix qu'ils entendent au ciel,

Et si du monde ancien a surgi la province,
Si le progrès nous dit : nationalité,
Le monde qui viendra n'aura plus qu'un seul prince,
Et cet unique roi sera.... l'humanité !

Paris. — Imprimerie de L. MARTINET, rue Mignon, 2.

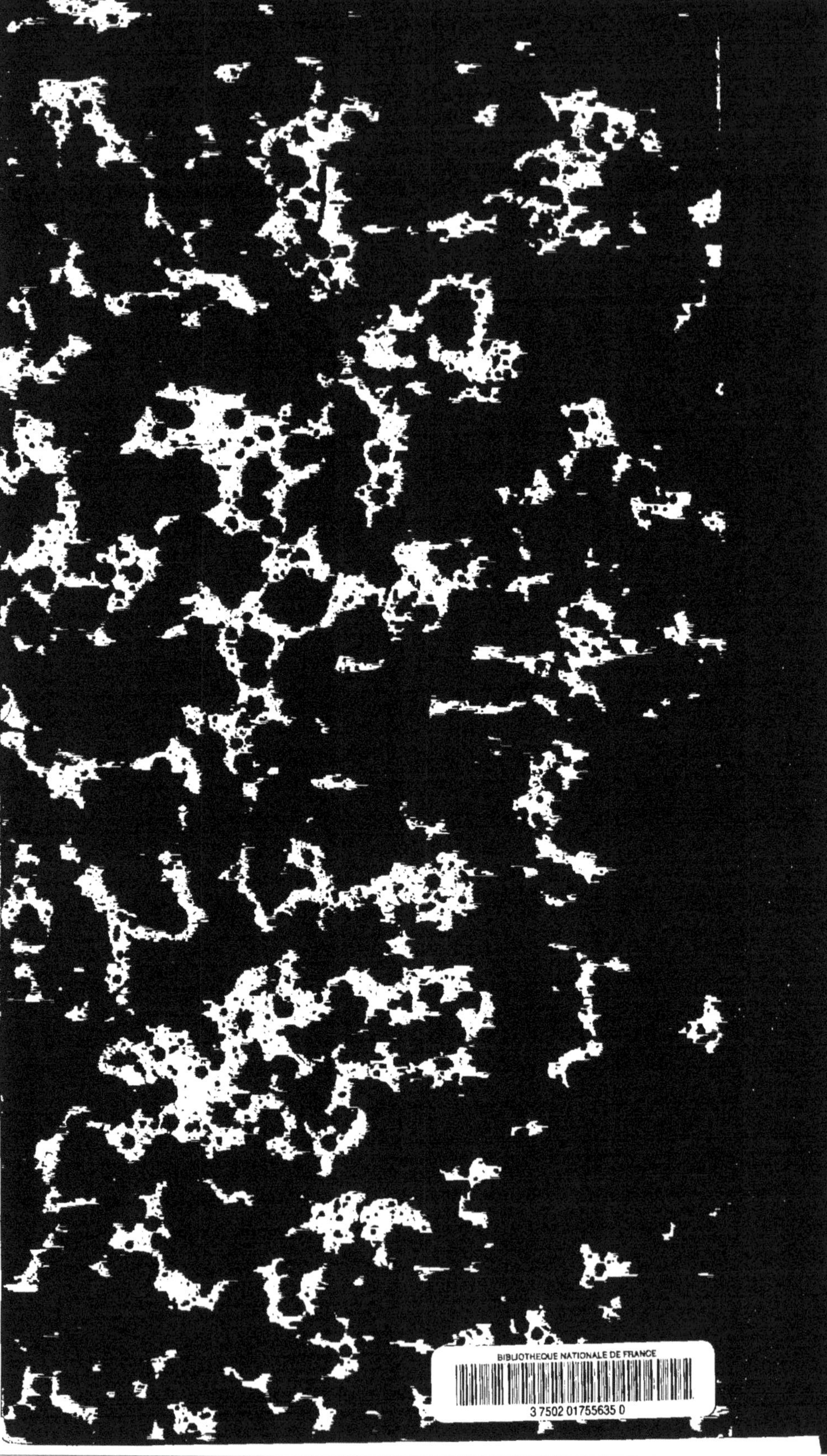

www.ingramcontent.com/pod-product-compliance
Ingram Content Group UK Ltd.
Pitfield, Milton Keynes, MK11 3LW, UK
UKHW012107240726
13965UKWH00004B/1618

9 782013 627283